Weil eine Welt mit Geschichten
eine bessere Welt ist.

Hersteller / Manufacturer (GPSR)
Storylution GmbH, Biberstraße 5, 1010 Vienna, Austria
E-Mail: story.one@story.one

Dietrich Grönemeyer

Grönemeyer macht Mut

story.one – Life is a story

story.one

1. Auflage 2021

Eine Marke der Storylution GmbH

Gesetzt aus Minion Pro und Lato.

Printed in the European Union.

ISBN: 978-3-903715-04-2

„Denn nur in einer solchen Praxis,
in der die Helfer und die,
denen geholfen wird,
sich gleichzeitig helfen,
verkehrt sich der Akt der Hilfe
nicht in die Herrschaft über den,
dem geholfen wird."
Paolo Freire, 1980

INHALT

Leben ist mehr – als Corona!

Halten wir das noch durch? Das Lachen, das Fröhlich-Sein, das Gemeinsame geht verloren. Alles dreht sich nur noch um Corona, in den Medien, in der Politik, in der Wirtschaft und nicht zuletzt zu Hause. Das ist einerseits verständlich. Jeder Mensch weltweit ist doch dieser infektiösen Bedrohung aus dem Hinterhalt ausgesetzt. Und keiner kann sagen, wie es ihm ergehen würde. Alles richtig! Dennoch: Leben ist mehr, auch in den Zeiten von Pandemien. Je weiter die Beschäftigung mit dem einen die anderen Themen unseres Lebens verdrängt, desto mehr verengt sich unser Blick. Die wachsende Angst besiegt die Hoffnung. Bad News von morgens bis abends. Das hält keiner von uns und keine Gesellschaft auf Dauer aus. Das nimmt uns allen die Kraft, die wir bräuchten, um der Gefahr Herr zu werden.

Mit der Fixierung auf Verbote und existentielle Einschränkungen wird es uns nicht gelingen, Corona zu besiegen. So nötig Maskenpflicht, Quarantäne und Kontaktbeschränkungen, die Schließung von fast allen Einrichtungen auch sein mag. Einschüchterung macht keinen Mut. Sie verstellt nur den Blick auf die Vielfalt des Lebens, auf all das, was helfen könnte, die Freude und Widerstandskraft der Gesellschaft und jedes Einzelnen zu stärken. Ich, Du, WIR wollen wieder lachen und vor Freude tanzen, glücklich sein. Jeder Mensch will das!

Und das beste Medikament oder eine Impfung taugen doch nichts, wenn nicht von vornherein der persönliche Zustand und Vorerkrankungen erfasst werden. Nicht daran gedacht wird, wie es an die Frau, das Kind oder den Mann zu bringen ist. Die Menschen nicht über Nebenwirkungen aufgeklärt werden. Zu denen zählen auch die psychischen, die sozialen, die gesellschaftlichen und die wirtschaftlichen eines verhängten Lockdowns. Wie jeder Mensch seine eigene Abwehrstärke verstärken könnte, gehört auch zur Aufklärung dazu: Bewegung, Sport, vollwertige Ernährung, Entspannung und Schlaf. Ebenso wie spezielle Heilpflanzen oder im wahrsten Sinne des Wortes belebende Gespräche und Waldwanderungen.

Wir wären für die Zukunft gegen zukünftige Keim-Bedrohungen gewappnet, wenn folgende 10 Maßnahmen eingeführt würden:

1. Medizinische Aufklärung
2. Individuelle digitale Datenerfassung
3. Spezifische Schnelltests: am besten tägliche Antigen-Spucktests
4. Antikörperschnelltests
5. Impfung (nach Aufklärung)
6. Digitale Nachverfolgung
7. Stärkung des körperlichen und psychischen Immunsystems
8. Nachverfolgung der Antikörpersituation
9. Gesundheitsunterricht
10. Einhaltung der Hygienestandards

Wir dürfen uns nicht länger von der Krise gedanklich bannen lassen. Die nächsten Viren kommen bestimmt. Das zeigt die Geschichte der Menschheit. Wir haben verdrängt, dass die Natur meist nicht berechenbar ist, Risiken und auch der Tod zum Leben gehören. Wenn wir den Gedanken wieder zulassen würden, könnten wir daraus Mut und Widerstandskraft schöpfen. Vor allem wieder lachen und lieben.

Leben ist mehr!

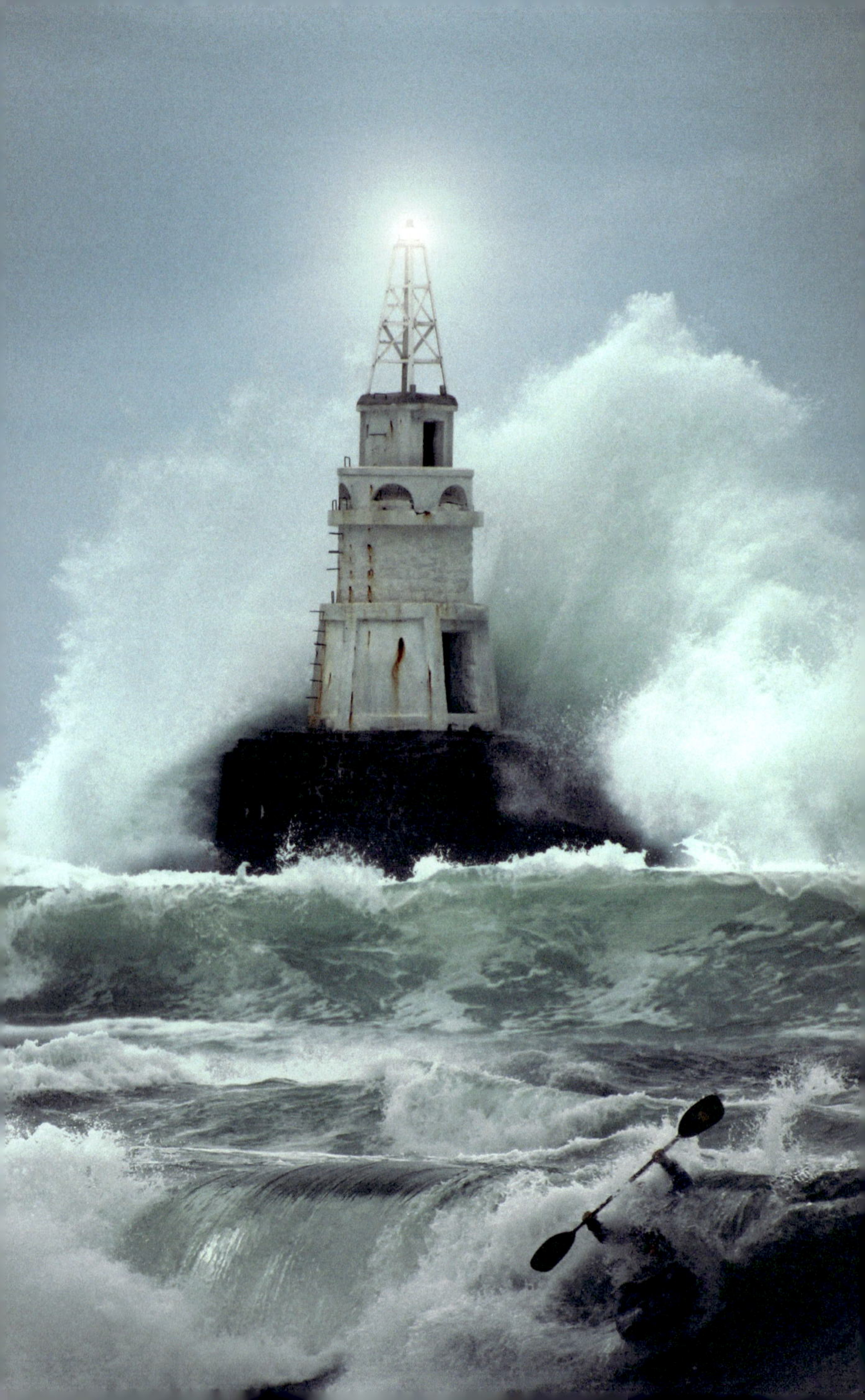

WIR besiegen Corona auch!

So oft hat man sich in der Geschichte der Menschheit gedacht: Das ist unmöglich. Das schaffen wir nie. Mancher von Euch denkt das eventuell – coronamüde – auch gerade angesichts immer noch hoher Neuinfektions- und Todesfall-Zahlen. Die Situation ist herausfordernd, aktuell. Und bleibt es sicher noch eine Zeit.

Wie sollen wir das durchstehen? Angst ist nicht die Lösung, da sie Stress erzeugt und unser Immunsystem schwächt. Und anders als bei Epidemien in vergangenen Jahrhunderten haben wir heutzutage sehr viel bessere medizinische Möglichkeiten. In den ersten sechs Jahren der Pest im 14. Jahrhundert starb etwa ein Drittel aller Europäer. Die Spanische Grippe Anfang des 20. Jahrhunderts forderte weltweit mehr Tote als der Erste Weltkrieg. Damals waren die Medizin und das Gesundheitswesen lange nicht so weit, wie sie es heute sind. Auch die Hygiene war viel schlechter!

Heute wissen wir, welcher Erreger uns heimsucht, wo er andockt und wie er funktioniert.

Wir können ihn schnell identifizieren und dadurch individuell angepasste Gegenmaßnahmen entwickeln. Die internationale Zusammenarbeit funktioniert wie zurzeit bei der Impfstoff-Forschung und -Entwicklung so gut wie nie zuvor in der Geschichte. Vor allem durch die heutige Qualität von Forschung, Medizin und Wissenstransfer sowie die sekundenschnelle Online-Vernetzung weltweit! Auf kurzem Wege kann Know-how zusammengeführt werden.

Wir sind der lebende Beweis, dass der Homo sapiens seit über 300.000 Jahren jede Krankheit überstanden hat. Dass die Menschheit Corona überlebt, daran zweifle ich nicht eine Sekunde! Aber es geht ja auch um jedes Einzelschicksal. Jeder einzelne Corona-Tote ist natürlich einer zu viel … Um jeden müssen wir uns kümmern, auch um seine Angst und Verzweiflung.

Der Mensch zweifelt gerne. Dazu drängt uns unsere Erfahrung. Fliegen war unmöglich, das Internet unvorstellbar und auch die Medizin wird seit jeher immer wieder infrage gestellt. Aber wir haben fliegen gelernt, sind auf dem Mond gelandet und haben viele Krankheiten wie z. B. die Pocken seit 1979 besiegt. Und auch fast die Kinderlähmung. Die moderne Hightech-Medizin arbeitet an der Zukunft und sollte meiner Meinung nach konsequent mit den Möglichkeiten traditioneller Heilweisen verbunden werden. Die antientzündlichen und antibiotischen Wirkungen von Pflanzen wie Kurkuma, Thymian oder Kapuzinerkresse sind seit Jahrtausenden bekannt! Aus Weidenrinde wurde Aspirin! Neue Formen von Antikörper-Behandlungen, die heute schon zunehmend erfolgreich gegen Krebs eingesetzt werden, werden zukünftig auch gegen Viren und Bakterien zum Einsatz kommen.

Den Krebs besiegen, Taube wieder hören, Blinde sehen und Gelähmte wieder gehen lassen? WIR alle immun gegen Corona?

Alles unmöglich, bis es möglich ist.

Mutterseelenallein – Liebe versetzt Berge

Emma bekam mordshohes Fieber, gefühlt stieg es von einer Sekunde auf die andere. Gestern war sie noch kerngesund. Jetzt droht ihr Thermometer zu zerspringen. 40 Grad. Dazu diese wahnsinnigen Kopfschmerzen. Die Muskeln machen es auch nicht mehr so richtig. Sie schleppt sich zum Hausarzt: Abstrich – brrr – Corona – Tränen – Isolation. „Was für ein Shit! Warum ich? Woher? Wer war es? Niemand ist krank, Kinder gesund, Mann und KollegInnen ebenso.“ Todtraurig zermartert sie sich den Kopf. Als sie sich vom ersten Schock erholt hat, kommt schon der nächste. Der ist gigantisch: kein Kontakt mehr, zu niemandem. Sofort! 14 Tage Isolationshaft. Zu Hause. Keine tröstende Krankenschwester, kein Arzt, nicht einmal ihre Liebsten dürfen zu ihr. Die Welt steht Kopf.

„Ich hätte nie gedacht, dass vier Wochen meines Lebens und mein Leben selbst von diesem Virus ausgelöscht werden könnten. Alles Märchen, habe ich gedacht. Doch dann war es nur noch Horror.“ Sie ist bedrückt, sehr schlapp und hustet. „Ich weiß nun von anderen und aus

Studien, dass es noch lange dauern kann, auch mit der Erschöpfung, dem Konzentrationsmangel und der Angst. Zum Glück habe ich eine liebe Familie, rührende Freunde und Nachbarn. Das hat mir Angst genommen und meinen Körper und mein Immunsystem gestärkt!" Es kullern Tränen. „Eigentlich konnte ich nicht mehr! Diese Schmerzen und Einsamkeit hinter verschlossenen Türen haben mich fast verrückt gemacht!" Ihr Ehemann und die zwei Kinder durften die Wohnung nicht verlassen. Nachbarn entsorgten den Sondermüll in Plastiksäcken, stellten Lebensmittel und all das, was zum (Über-)Leben dazugehört, vor die Haustür.

Kraftlos schrieb sie Einkaufszettel, organisierte den Haushalt im Kopf. Gab mit zittriger Stimme Anweisungen. Ihr Mann kochte erstmals in seinem Leben, machte Hausaufgaben mit den Kindern und versuchte, diese zu beruhigen. Fröhliche Musik, tröstende Worte und kleine Liebesbriefchen flogen durch den Türschlitz. „Und wenn ich nicht diesen tollen Arzt gehabt hätte!" Die Untersuchung ihrer Lunge im CT, mehrere Rachenabstriche und Antikörpertests initiierte er. Offiziell war dies ungenügend geregelt. Auch die Teletherapie von einer Psychologin zur Angstbewältigung und

Entspannung. Er riet zu Vitamin A, B, C, D, E, Echinacea und Probiotika mit Milchsäurebakterien zur Abwehrstärkung. Auch zur leichten vegetarischen Kost mit Gemüse und Obst – besonders Zitrusfrüchte, Gewürze wie Ingwer, Kurkuma, Zwiebeln und Knoblauch –, frischen Kräutern wie Thymian, Minze oder Kresse. Außerdem viel Flüssigkeitszufuhr, u. a. mit Salbei-, Kamille- oder Melissen-Tee, sowie Inhalationen, Wickeln und verschiedenen Heilkräutern gegen den Husten und das Fieber.

„Ich werde wieder. Keine Angst! Aber sehr aufpassen und unser Immunsystem vorbeugend stärken müssen wir alle. Mehr denn je! Und wenn notwendig, auch Antibiotika gegen eine bakterielle Superinfektion." Emmas Lebensmut ist ungebrochen.

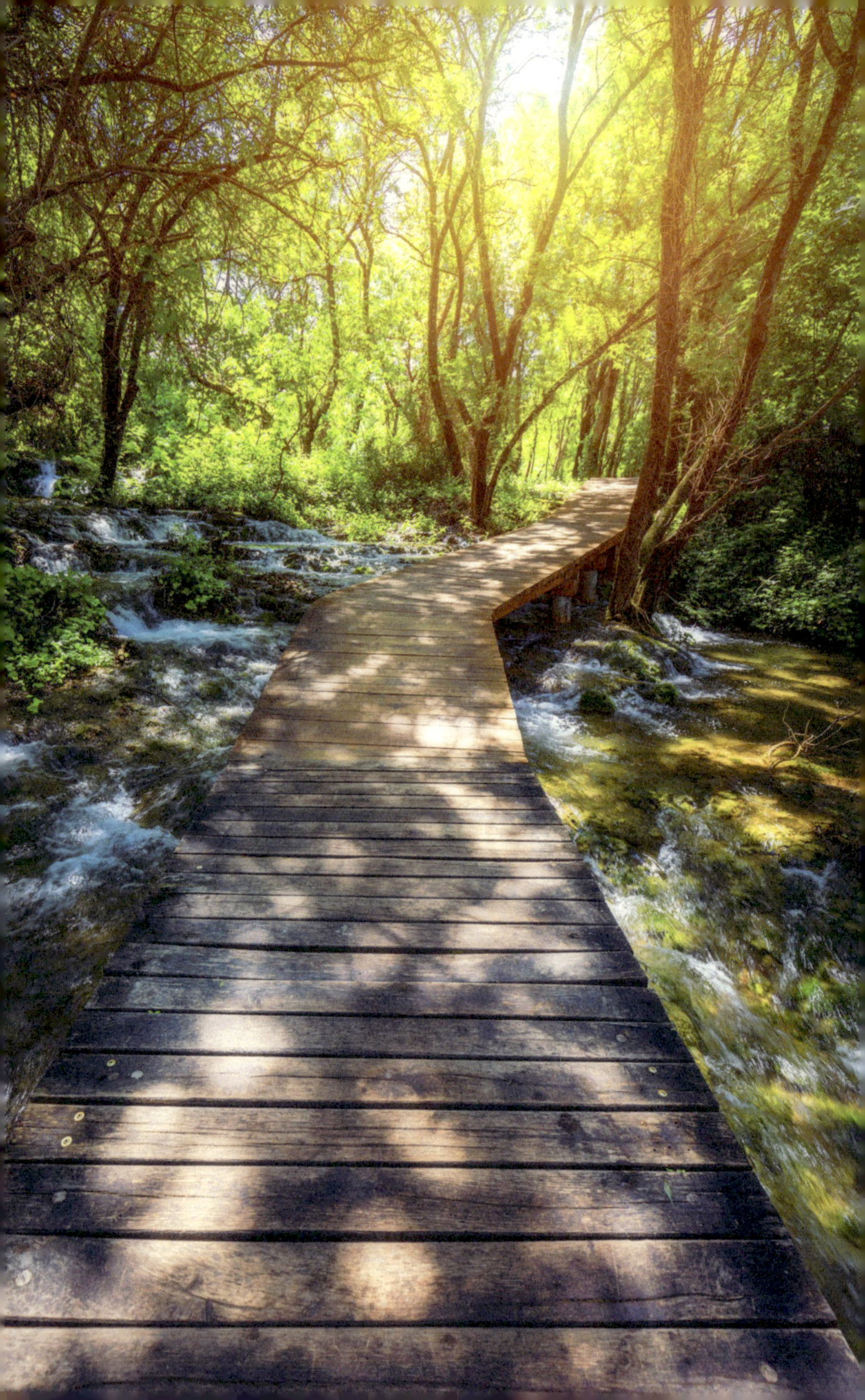

Sauer macht nicht nur lustig

Mensch, war das dunkel und muffig. Ich erinnere mich noch genau. Damals. Ich war sieben Jahre alt. Meine Großmutter hatte mich in die Katakomben unseres Hauses beordert. Panik machte sich breit. Hinter jeder Ecke der Unterwelt vermutete ich „das Grauen". Meine Taschenlampe flackerte, was die Angst nur steigerte. Allein auf weiter Flur, niemand hörte mich und ich musste diesen blöden Steintopf finden. Denn das war der Auftrag meiner Großmama, die stark humpelnd am Stock ging. „Nun mach schon und hol uns endlich das Kraut, das saure, du kleiner Angsthase! Wir brauchen doch was Gutes zu essen. Wird dich schon keiner entführen da unten", lachte sie. Wenn die wüsste, was ich alles gelesen und geträumt hatte: Finstere Piraten und Menschenfresser lauerten bestimmt auch da unten. Widerwillig schlich ich hinab ins „finstere Grab". Doch … kein Pirat in Sicht. Zum Glück aber das Fass, in das meine Mutter selbst geschnittenen Weißkohl in einer Salzlake luftdicht eingelegt hatte. Der Deckel war blitzschnell entfernt, die Schüssel gefüllt. „Boa, du bist aber fix. Wie toll!" Ich grübelte, was für ein Schisser ich eigentlich war. „Peinlich! Das nächste Mal wird alles anders!“ Und das wurde es. Denn ab sofort holte ich mit Freude Sauerkraut aus dem Keller.

Meine Großmama zeigte mir, wie man mit Kümmel – „das hilft gut gegen Blähungen und Reizdarm“ – und Äpfeln oder Ananas das Sauerkraut geschmackvoll zubereiten konnte. Echt lecker! Das waren die Anfänge meiner bescheidenen Kochkünste. „Als Schisser losmarschiert und als kochender Genießer wiederaufgetaucht“, erzählte meine Großmutter immer wieder lachend. Ja, ich habe viel von ihr gelernt. Beispielsweise, dass Milchsäurebakterien Zucker zu Milchsäure abbauen, weil sie dadurch Energie zum Weiterleben bekommen. Oder, dass die Milchsäurebakterien in der Darmflora – der Begriff „Mikrobiom“ war damals nicht bekannt – unsere Abwehr aktivieren und schädliche Keime am Überleben hindern. „Und die guten – von denen es Billionen dort unten gibt – freuen sich, wenn du ihnen z. B. durch sauren Kohl hilfst“, motivierte sie mich. „Selbst die alten Griechen und Römer, sogar die Koreaner mit ihrem scharfen Kimchi-Kohlgemüse kannten die heilsame Wirkung schon vor Jahrtausenden. Sie stampften den geschnittenen Kohl sogar barfuß in großen Tonnen!“

Ich war begeistert über dieses uralte Wissen über Milchsäure und Essig, heute Probiotika genannt. Zu ihnen gehören u. a. auch Joghurt, saure Gurken, Kefir, Kombucha, Miso-Suppe oder Parmesan, „und sie sind wichtiger Bestandteil vieler Koch- und Heilkünste dieser Welt. Der Vitamin-C-Gehalt im Sauerkraut ist enorm“, erklärte sie mir weiter. „Es hat kaum Kalorien, aktiviert die Verdauung und ist klasse zur Vorbeugung und Keimabwehr, nicht nur wegen der guten Bakterien, sondern auch wegen der Ballaststoffe.“ Die Präbiotika, wie ich es damals von ihr gelernt habe. „Weil dein Immunsystem im Darm mitgebildet wird!“

Dankeschön, liebe Großmama!

Corona-Kopfkino – Nein, danke!

Volle Panikattacke vor einigen Tagen. Ein komisches Kratzen im Rachen und so etwas wie Halsweh machte sich breit. Oje! Nießanfälle dazu. „Haa-a-atschi“, fünf-, sechsmal. Die Nase schwoll und schwoll. Gefühlt bekam ich plötzlich Fieber, mein Kopf wurde heiß, meine Beine schlapp. Bin ich nun der nächste auf der Todesliste der Corona-Statistik? Totale Angst überfiel mich. Alle Körperfunktionen änderten sich auf einen Schlag. Als Arzt kannte ich das und die drohenden Konsequenzen zu genau. Das machte es nicht einfacher!

Früher – vor Corona – hätte ich alles abgetan als Erkältung. Hätte meine Ingwerstückchen abgeschnitten und mit Honig langsam gekaut, Salbei- und Zitronentee getrunken, Cystus-incantus-Pandalis- und Echinacea-Tabletten gelutscht und mit Minzöl oder Eukalyptus inhaliert, viel frisches Obst gegessen. Dann wäre der Spuk in ein paar Tagen vorbei gewesen und die Rhinoviren hätten sich verdünnisiert. Aber jetzt stand auf einmal der Mann mit der Sichel vor der Tür … Die emotionale Abwehrstärkung hatte sich verändert. Gefühlt war ich von einem Augenblick auf den anderen am Sterben. Kopfkino pur! Corona!

Die einfache Erkältung war wie weggeblendet. Es gibt sie in unserer tragischen Fantasie nicht mehr. Obwohl …

Ich hatte lediglich eine allergische Reaktion. Nach ein paar Stunden war der Spuk vorbei. Doch was für eine Panik kann uns überfallen? Wie dramatisch können sich auf einmal durch Einbildung Körperfunktionen verändern. Egal ob ohne oder mit Infektion. Ob Corona, Influenza-Grippe oder Erkältung durch Rhinoviren, Staub- oder Heuschnupfen. Herbst und Winter haben böse Überraschungen bereit …

Wenn es da nicht uns selbst gäbe. Durch schöne Gedanken, Gefühle und innere Kraft, durch viel Schlaf, Bewegung, durch vollwertige Ernährung und Vitamine, durch Sonnenlicht oder durch zärtliche Berührungen und Lachen, durch Liebe hat jeder Mensch die Möglichkeit, Einfluss auf sein Wohlbefinden und seine Abwehrlage zu nehmen und sich zu stärken. Durch antibakterielle und antivirale pflanzliche Heilmittel, wie oben beschrieben, auch aus

Thymian, Salbei, Kapuzinerkresse und Meerrettich. Letztendlich sind dann auch Antibiotika oder Impfungen eine wichtige Hilfe. Sie haben mir schon das Leben gerettet. Aber bei jedem Schnupfen nutze ich erst einmal meine eigenen Hausmittel. Denn egal ob Rhino-, Influenza- oder SARS-CoV-2-Coronaviren, die Erstsymptome sind dieselben, nur die Grippe macht meist hohes Fieber. Covid-19 reagiert zunächst häufig neurologisch mit dem Verlust von Riechen, Schmecken oder Kopf- bzw. Gliederschmerzen, was trügerisch ist. Doch zum Glück gibt es bald Schnelltest-Verfahren – am liebsten Spucktests –, um auch mein Kopfkino in Schach zu halten. Eine Hamburger Firma kann sogar schon SARS-CoV-2-Viren von Influenza A & B in 15 Minuten unterscheiden. Ich teste bereits. Und nicht vergessen: Jeder Mensch braucht einen Arzt oder eine Ärztin des Vertrauens. Gerade jetzt!

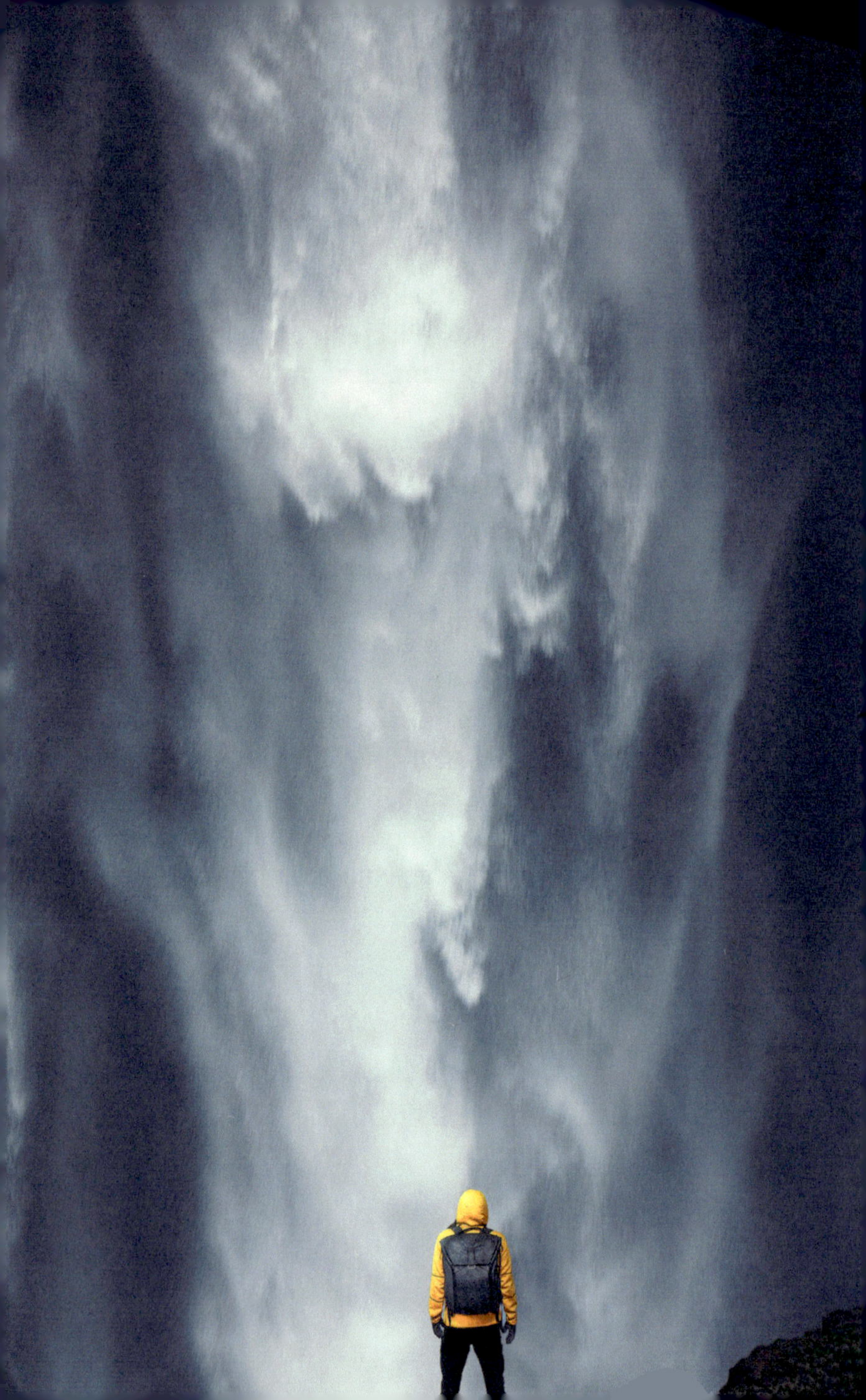

Mensch bleiben!

Olympiade 2000 in Sydney. Ein unglaublich universales Freudenfest. Menschen aus 198 Nationen tummelten sich auf den Straßen, in den Stadien und Sporthallen, in den Cafés, Kneipen, Autobussen und Zügen. Unvergesslich und großartig. Eine der beeindruckendsten Erfahrungen meines Lebens!

Dieses wahnsinnige Gefühl des Einsseins und der Synchronisation mit allen Menschen in mir. Herzen schlagen gleich. Stillstand der Zeit, Unendlichkeit. An diesem weit entfernten Ort der Welt spürte ich dies, mit allen Sinnen: Wir Menschen, alle Menschen, sind gleich.

Jeder ist einzigartig und miteinander verbunden zugleich in einer großen Welt-Gemeinschaft. Genau dies wurde mir inmitten dieser wildfremden Menschen unterschiedlicher Nationen, Sprachen und Hautfarben in Sekunden glasklar …

Wie haben wir auf den Straßen zusammen gelacht, gefeiert, vor Großleinwänden mitgefiebert, auch mit den Sportlern anderer Nationen, haben getanzt und uns mit Fremden in den Armen gelegen. Haben miteinander Bekanntschaft geschlossen, geredet oder gewitzelt, zum Teil radebrechend oder mit den Händen gestikulierend, als wir geduldig wartend mit all den anderen gemeinsam in der Schlange standen, vor den Stadien und Hallen genauso wie an den Zügen. In gebührendem Abstand zueinander. Es wurde weder geschubst noch gerangelt. Ohne Hektik, ohne Nervosität oder Ärger gingen wir alle friedlich, respektvoll und gelöst miteinander um. Jeder und jede war offen für die anderen. Die Wettkämpfe waren perfekt organisiert. Locker und fröhlich trotz gigantischem Menschenstau, waren wir alle begeistert davon.

Olympia 2000 war ein traumhaftes Erlebnis. Wir alle waren dankbar dafür, dabei sein zu dürfen. Alle genossen es, den Klang so vieler Sprachen zu hören, auch so viele unterschiedliche Arten zu lachen, zu singen, zu tanzen oder zu lächeln zu erleben. Eine wundervolle Symphonie von Kulturen, Farben, Klängen und Stimmungen. Welch eine Freude, Glück, aber auch Trauer zu teilen beim Gewinnen, Versagen oder Verlieren von einzelnen Sportlern oder Nationen.

Überwältigend das Spüren dieser unbändigen Kraft des menschlichen Miteinanders, die wahr gewordene Utopie weltweiter Geschwisterlichkeit. Das macht mich bis heute glücklich und hoffnungsfroh, gerade auch in diesen schweren Zeiten. Mensch bleiben, gemeinsam handeln und sich am Miteinander, am „Spiel des Lebens" erfreuen. Die olympische Idee ist grandios.

Angst macht krank – Leben nicht!

Immer häufiger beobachtete ich schon in den letzten Jahren, was ich früher nur aus Großstädten kannte: Die Menschen lächeln nicht mehr, schauen weg, gucken auf den Boden, schließen sich voneinander ab. Die Scheu vor emotionaler Berührung ist mehr denn je augenscheinlich, besonders jetzt mit den Masken. Die stärker werdende Distanz im Alltag hatte bisher sicher auch mit einem gesellschaftlichen Klima zu tun, das von wirtschaftlicher Angst, von Angst vor Überfremdung und von fehlenden Perspektiven geprägt war. Ich aber freue mich bis heute auf Menschen in aller Welt, die ich sehe, die ich höre, mit denen ich auch sonst wie kommuniziere. Das war schon als Kind so und macht mich glücklich.

Doch mein Eindruck ist, dass sich Angst wie ein Virus weltweit schleichend ausbreitet. Die bloße Vorstellung ängstigender Möglichkeiten ist oft noch gefährlicher als eine reale Gefahr. Sie schwächt seelisch und körperlich zugleich. „Angst essen Seele auf." Neben seelischen Symptomen können sich dann bald auch körperliche zeigen, das Immunsystem macht schlapp. Seit über 30 Jahren erlebe und höre ich das tagtäglich als Arzt: Angst vor Ansteckung und Krankheit, Angst vor dem Alter – weil das mit Gebrechlichkeit, Isolation, Würde- oder Wohlstandsverlust und sozialem Abstieg verbunden sein könnte, Angst, Gespartes zu verlieren. Rationale und irrationale Ängste vor Einbrüchen, vor Kriegen oder Terroranschlägen, „randalierenden" Jugendlichen, „lärmenden" Kindern oder Anderslebenden und -denkenden machen sich breit.

Wir ändern bei solchen negativen Gefühlen oder sogar mit dem damit verbundenen „schlechten Gewissen" sofort unsere Haltung. Wollen weglaufen, uns verstecken oder verteidigen. Bekommen Hals- und Rückenschmerzen, fühlen uns bedrückt. Wir alle kennen und fühlen das: „Die Angst sitzt uns im Nacken."

Chronische Angsthaltung kann durch Muskelverspannung zu Bandscheibenvorfällen führen. Angst verändert den Blutfluss, der Stress zieht die Muskeln zusammen, erhöht u. a. die Zuckerkonzentration und das Kortisol im Blut. Die Immunabwehr wird geschwächt, was in diesen Zeiten Viren und Bakterien sehr freut. Infektionen breiten sich aus.

Angst ist eben eine Haltung der Seele mit körperlichen Auswirkungen. Angst nehmen, Ängste annehmen und auflösen. Das kenne ich nur zu gut als Arzt, vor allem wenn ich infektiöse Patienten z. B. mit Grippe, Aids oder Hepatitis therapiere. Ich versuche dann, bewusst- wie bei jeder potenziellen Gefahr- ihr ins Auge zu schauen und umsichtig zu handeln. Wie jeder Arzt, jede Krankenschwester, jeder Polizist oder Feuerwehrmann, jeder Handwerker und andere tagtäglich auch.

Bewusst und mutig voran, den Jahren Leben schenken ist meine Devise … gemeinsam!

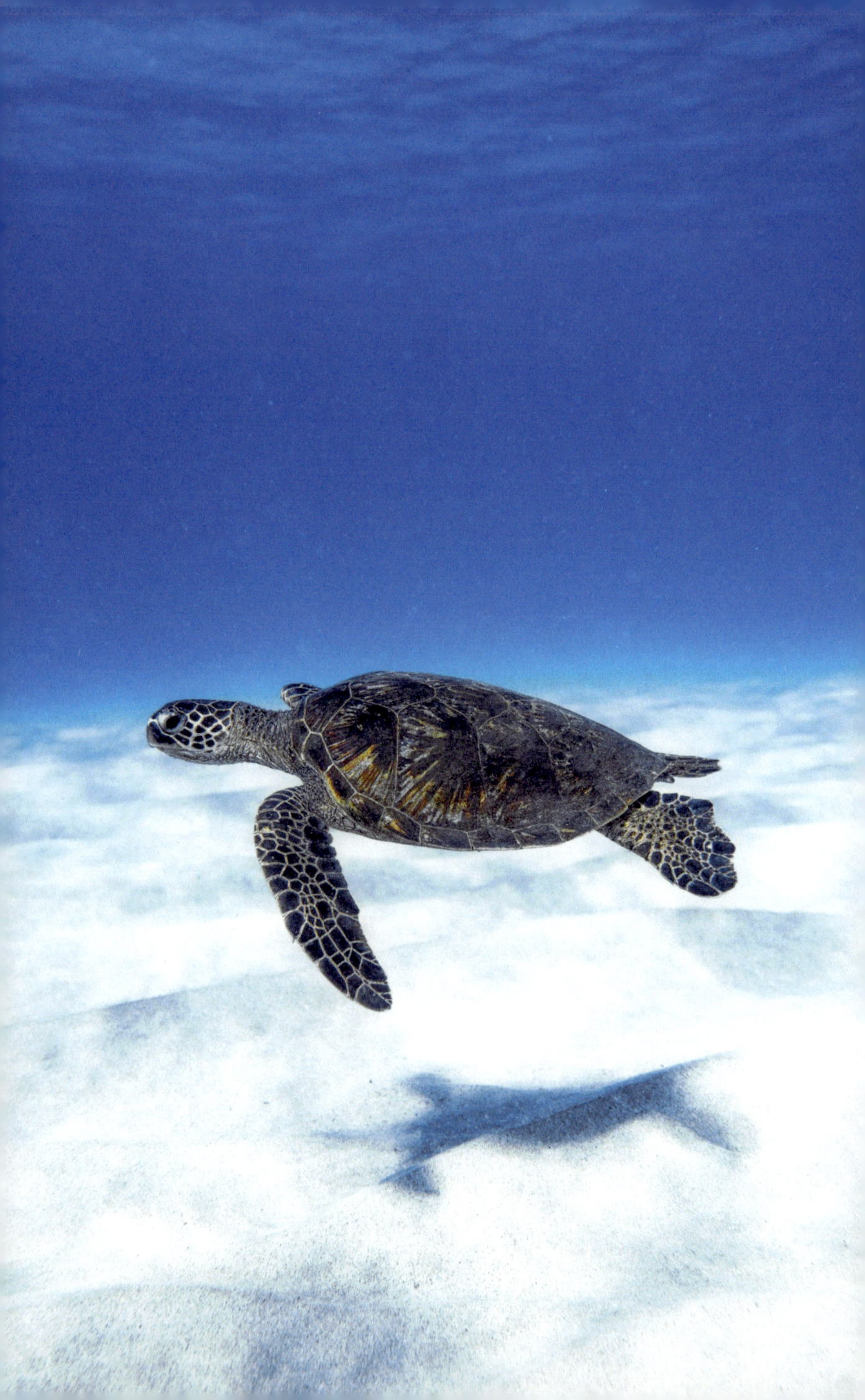

„Turne bis zur Urne“

Als Kind litt ich sehr häufig – wie Ihr aus meiner Geschichte „Mutti – die kleine Medica“ wisst – an stark fieberhaften Mandelentzündungen, heftiger Bronchitis und Mittelohrentzündung. Doch die Dinge hinzunehmen war schon damals nicht meine Sache. Also versuchte ich mich fit zu halten. Hatte ich schon im Kindergarten das Turnen für mich entdeckt, so verstärkte ich nach und nach all meine sportlichen Aktivitäten: Gymnastik, Geräteturnen, Schwimmen, asiatische Kampfsportarten und Ballspiele wie Fußball.

Noch heute juckt es mir sozusagen in den Fingern, wenn ich einen Ball fühle. Am liebsten spiele ich mit Begeisterung Fußball mit meinen Kindern, Enkeln und anderen jungen Menschen. Auch Gymnastik mit vielen Dehnübungen und Elementen von Yoga und Tai Chi gehören zu meinem Leben seit dieser Zeit.

Der Grundgedanke der chinesischen und ayurvedischen Medizin, den Menschen als eine Einheit von Körper, Geist und Seele zu verstehen und bis zum Lebensende in Bewegung zu bleiben, hat sich bei mir verfestigt. Bewegung körperlich genauso wie mental, um fit zu bleiben, schnell zu gesunden und das Immunsystem zu stärken. Begleitet von obst- und gemüsereicher Ernährung. Immer abwegiger erscheint mir dagegen das ausgeprägt organbezogene Denken unserer westlichen Schulmedizin.

Als Jugendlicher habe ich mir ein möglichst breites Wissen angeeignet, um die Welt zu verstehen. Um vielleicht auch Arzt zu werden wie meine Vorfahren. Aber ganz so zielgerichtet ist mein Berufsweg nicht verlaufen. Als ich den Entschluss fasste, Arzt zu werden, war ich immerhin schon Anfang zwanzig. Vorher wollte ich Pilot, Pastor, Tischler, Ingenieur oder Fußballer werden. Und in der Schule? Es interessierte mich vieles, besonders außerhalb des normalen Unterrichts. Ich war ein Zappelphilipp der Extraklasse. Habe ständig auf dem Stuhl gekippelt, was damals als ein Vergehen galt und heute vermutlich als Aufmerksamkeits-Defizit-Hyperaktivitäts-Syndrom (ADHS) behandelt würde. Viel lieber wäre ich während der Schulstunden herumgelaufen als stillzusitzen und hätte gerne noch viel mehr Sport gemacht als angeboten. Außerdem fielen damals schon viele

Sportstunden aus. Deshalb holte ich dann nachmittags meine gespürten Bewegungs-Defizite durch Joggen, Tennis, Schwimmen und diverse Ballsportarten nach.

Heute wissen wir aus der Lernpsychologie, dass Kinder viel mehr Bewegung und Training des Gleichgewichtssinns – selbst während des Unterrichts – benötigen würden, damit ihr Gehirn aufnahmefähiger und sie fröhlicher, aggressionsärmer und aufmerksamer werden können. Seit Jahren engagiere ich mich – inzwischen auch mit der Unterstützung von Krankenkassen – für die „bewegte Schule". Eine Stunde Bewegung und Sport für jedes Kind an jeder Schule. Täglich! Und wir alle ebenso! Stärkt Körper, Gehirn und auch das Immunsystem. „Turne bis zur Urne", sage ich immer.

So könnten Dein Gehirn und Immunsystem gestärkt werden!

Heilen mit Kräutern – auch den Rücken

Ich erinnere mich noch sehr genau an die „riesigen Handschaufeln“, die meinen dagegen fast schmal erscheinenden Rücken in die Hände nahmen. Ich war 16 Jahre alt und aktiver Sportler und hatte mir den Rücken verrenkt. Diese Pranken – man staune – wanderten feinfühlig wie Spürnasen über meine verspannte Muskulatur und schwupp hatten sie die schmerzhafte Stelle sozusagen blind ertastet.

Es waren die Hände eines ehemaligen Bergmanns, der durch Umschulung während der Zechenkrise im Ruhrgebiet im Bochumer Bergmannsheil-Krankenhaus umgeschult wurde. Wie viele seiner Kumpel, die damals z. B. Krankenpfleger, Masseure oder Krankenhaussmutjes, also Kantinenköche wurden. Tolle Kerle, die meisten von ihnen auch vom Gefühl her für mich echte Kumpel, die auf Augenhöhe mit uns Patienten in Umgangssprache sprachen – und nicht in Medizinchinesisch – und mit uns lachten.

Übrigens wie die meisten Krankenschwestern und -pfleger weltweit ja immer noch. Es sei denn, das Lachen ist ihnen vergangen wie in diesen so schweren Corona-Zeiten. Sie machen einen wahnsinnigen, unermüdlichen, fast unmenschlichen Job und opfern sich auf. Für uns alle! Ich verneige mich andächtig und mit großem Respekt von ganzem Herzen vor ihnen!

Zurück zu Theo, dem Masseur. Er wurde mein erster Rücken-Lehrer. Er zeigte mir nicht nur, dass man Pillen auch durch wissende Hände ersetzen kann, bei Rückenschmerzen genauso wie bei anderen Muskel- oder sogar Bauchschmerzen. Außerdem rieb er meinen Rücken erstmals mit einer wärmenden, fast brennenden Salbe ein, die mir sehr wohltat. Er erklärte mir, dass das z. B. Chili und die Senföle die ersten Medikamente gegen Schmerzen waren, über die unsere Vorfahren und wie in diesem Fall die Indianer verfügten. „Nur mit dem, was in der freien Natur wuchs, konnten sie Schmerzen lindern und Krankheiten heilen", erklärte er mir, einem großen Fan zur damaligen Zeit von Winnetou, dem Apachenhäuptling. Das habe ich nie vergessen und bin Theo so dankbar, dass ich diesen Weg seit damals in Gedenken an ihn nie verlassen habe. Zunächst als Sportler, später als Medizinstudent, Vater, Großvater und Arzt.

Heute weiß ich, dass sich über die Jahrtausende ein Erfahrungsschatz in der Medizin angesammelt hat, der es erlaubt, bestimmte Kräuter, Samen und Wurzeln immer gezielter einzusetzen. Auch die Schulmedizin profitiert davon. Mehr denn je! Der Wirkstoff des Aspirins beispielsweise, die Acetylsalicylsäure (ASS), wurde zunächst aus der Weidenrinde gewonnen und später chemisch synthetisiert. Bei meinem Spezialgebiet „Rücken" setzte ich seit jeher Heilkräuter auch lokal ein. Etwa Johanniskraut zur Muskeltiefenentspannung – als „Rückenbalsam" gemischt mit Weidenrinde, Chili und Senf. Oder auch Kurkuma innerlich als Ersatz für ein leichtes Schmerzmittel – was wissenschaftliche Studien bestätigt haben – und angemischt als Paste äußerlich für Gelenke.

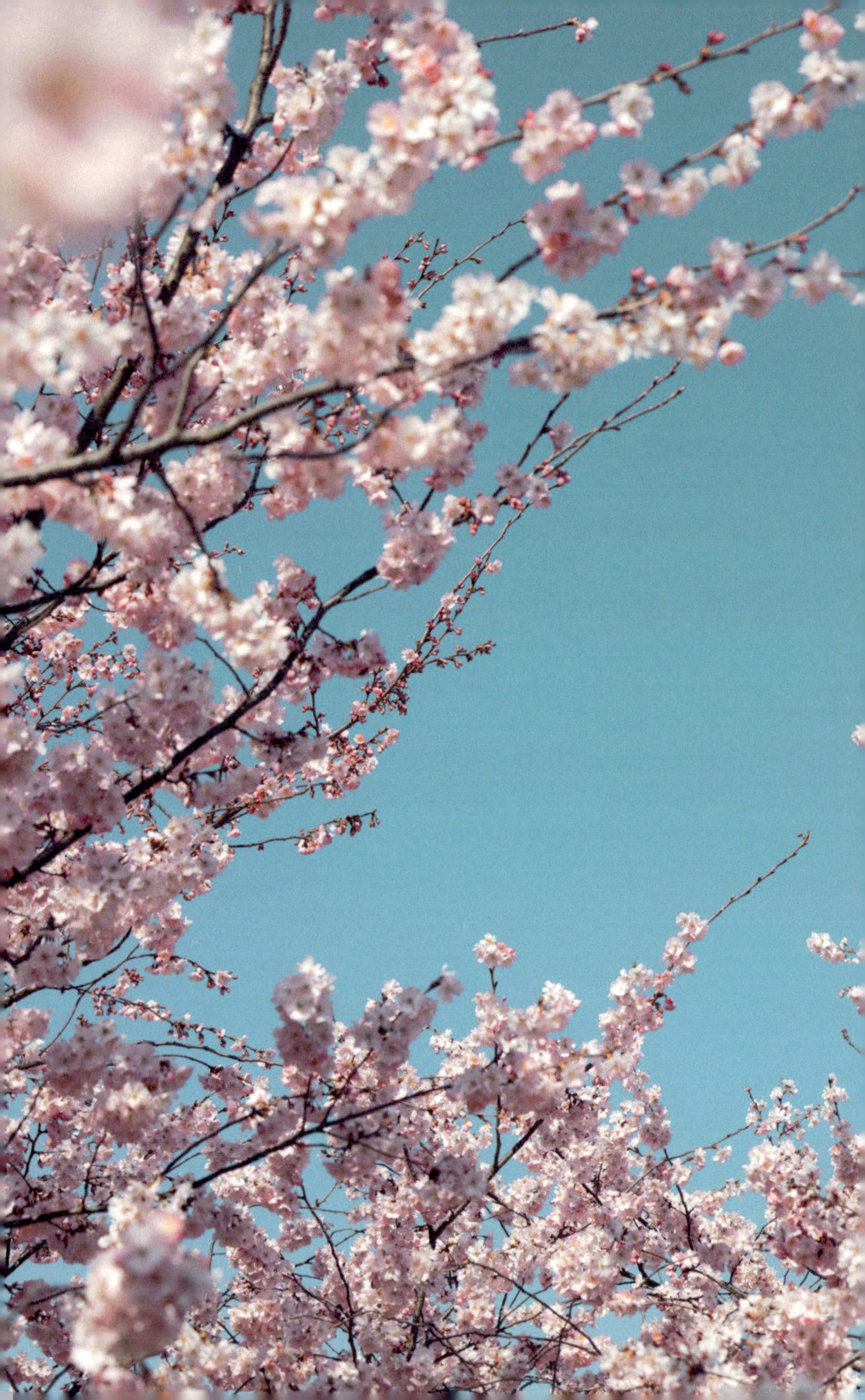

Mutti – die kleine Medica

Als Kind litt ich häufig unter Halsschmerzen, Bronchitis oder einer Mittelohrentzündung. Ich erinnere mich noch genau an die schmerzhaft in Erinnerung gebliebenen Besuche beim Hals-Nasen-Ohren-Arzt, genauso wie an die Blutabnahmen mit zu dicken oder stumpfen Kanülen. Meist ohne ein freundliches, beruhigendes oder tröstliches Wort. Diese Arztbesuche – auch das Röntgen in dunklen Räumen ohne Begleitung – wirkten traumatisierend. Meine Lunge wurde damals mehrfach geröntgt. Der Arzt saß dann vor einem „riesigen" Bildschirm, der auf meinen kleinen Brustkorb gepresst wurde, und gab militärische Kommandos: Rechts drehen, einatmen, nicht mehr atmen … puuuh. Die Luft blieb mir schon das ein oder andere Mal weg. Und dann noch diese Angst dabei.

Warum das alles? Ich bin in einer Arztfamilie der fünften Generation aufgewachsen. Mein Großvater – den ich nie kennengelernt habe – war HNO-Arzt und ist im Krieg gestorben. Vier seiner Kinder sind auch Ärzte geworden. Der eine Onkel wurde auch HNO-Arzt und der andere Lungenfacharzt, meine Mutter Krankenschwester, meine zwei Tanten ebenfalls Ärztinnen. Die eine, meine geliebte Patentante, war eine klassische schulmedizinische Internistin und die andere naturheilkundliche Kinderärztin. Und beim kleinsten Schnupfen von mir stritten sich vor allem die beiden über die richtigen medizinischen Maßnahmen für das „arme“ Kind.

Meine liebe Mutter hortete Mengen von Arzneimitteln in ihrem Medizinschrank, um „für alle Fälle gerüstet zu sein“, wie sie meinte. Ich war halt ihr Erstgeborener, um den sie besonders Angst hatte wie alle Mütter. Sie fühlte sich wie eine Kleine Medica. Gut und übersichtlich geordnet war ihre Mini-Apotheke. Links die schulmedizinischen, rechts die naturheilkundlichen Medikamente. Hustenlöser, Fiebersenker, Salben gegen alles bis zum Fußpilz, auch Antibiotika auf der einen Seite. Auf der anderen: Vitamine, Thymianpräparate als natürliches Antibiotikum bei Husten, Efeuextrakte zur innerlichen Bronchienerweiterung, Salbei zur Mundspülung, Aloe Vera gegen Sonnenbrand, Hautentzündungen sowie als Saft für verschiedene innere Anwendungen und vieles mehr. Sie besaß gefühlt alles! Für jede Eventualität war sie gerüstet.

War ich nun mehr oder weniger erkrankt, kämpften die verschiedensten Disziplinen im Haus gegeneinander inklusive meines Vaters, der vergeblich versuchte, sich mit einem Machtwort gegen geballte medizinische Kompetenz durchzusetzen. Letztendlich sollten dann der HNO-, Lungen-, Röntgen- oder Hausarzt entscheiden. Doch keiner konnte es recht machen. Meine kleine Medica entschied dann – allein gegen alle. Und immer begann sie zunächst mit Hausmitteln wie den gewöhnungsbedürftigen, aber wohltuenden Wadenwickeln bei Fieber. Erst wenn die versagten, öffnete sie ihren sagenumwobenen Medizinschrank.

Zeit für sich – von Kindern lernen

Wie bewerten wir eigentlich unsere Zeit und wie setzen wir sie ein für unsere Kinder oder Enkel? In einer Medien- und Konsumgesellschaft ist das gar nicht so einfach. Oft genug werden wir ja verführt, etwas zu kaufen, was wir an sich gar nicht wirklich brauchen, sei es, um die Wohnung zu verschönern, um den Computer aufzurüsten, oder um irgendwelche Status-Symbole zu erwerben, um gesellschaftlich anerkannt zu sein oder einen anderen Status zu erreichen. Immer wieder kaufen wir auch unbewusst, um unser Selbstwertgefühl zu heben: Ich bin dabei. Aber das ist letztlich äußerlich. Das kann schön und motivierend sein, aber kann eben auch ablenken – nicht nur von Kindern und Enkeln, sondern auch von eigenen Lebensmöglichkeiten und von Selbstreflexion: also von wertvoller Lebenszeit.

Seine eigene Ausprägung zu finden, seinen eigenen Weg zu gehen, sich selbst zu finden, seine „eigene Marke“ zu sein und sich nicht automatisch an den stets präsenten Marken zu orientieren – all das braucht Mut, und es bedeutet immer wieder: sich Zeit zu nehmen. Sich diese Zeit gerade mit Kindern zu nehmen ist ein wunderbarer Weg. Dabei herauszufinden, was einen selbst so einzigartig macht.

Das Lachen, die Fröhlichkeit und Unbekümmertheit von Kindern ist ansteckend und motiviert ungemein. Das habe ich als Vater erlebt und genauso erlebe ich es als Großvater. Nicht selten werde ich dabei selbst wieder zum Kind. Aber sich diese Zeit wirklich zu nehmen verlangt Konsequenz, da muss man sich, gerade wenn man voll im Berufsleben steht, immer wieder einmal selbst bremsen. Digital Detox wäre ein Schlüssel dazu: das Handy, den Computer ausschalten und eine SMS oder Mail später beantworten, Wochenende frei. Das ist ein Prozess, in dem eins ins andere greift, das lernen wir gerade – in schweren Zeiten. Das Selbstfinden ist selbst wieder Zeit, Lebenszeit.

Ich brauche Zeit, um herauszufinden, wer ich selbst bin, und es dann auch in seinen Konsequenzen zu begreifen und mein eigenes Lebensumfeld entsprechend zu gestalten. Die Bedeutung dieses unseres ganz individuellen und persönlichen Moments – unserer Lebenszeit –

zu erkennen, das scheint mir mit das Entscheidende unseres Lebens zu sein.

Für Kinder ist das keine Aufgabe – sie leben einfach. Mitten im Hier und Jetzt. Gestern, heute und morgen verschmilzt. Wir Erwachsene könnten uns an unsere eigene Kindheit erinnern und dabei ihre unbekümmerte Lebensfreude ein Vorbild sein lassen. Manchmal wäre es besser, den Augenblick mit seinen Liebsten und anderen netten und fröhlich stimmenden Menschen von Herzen zu genießen.

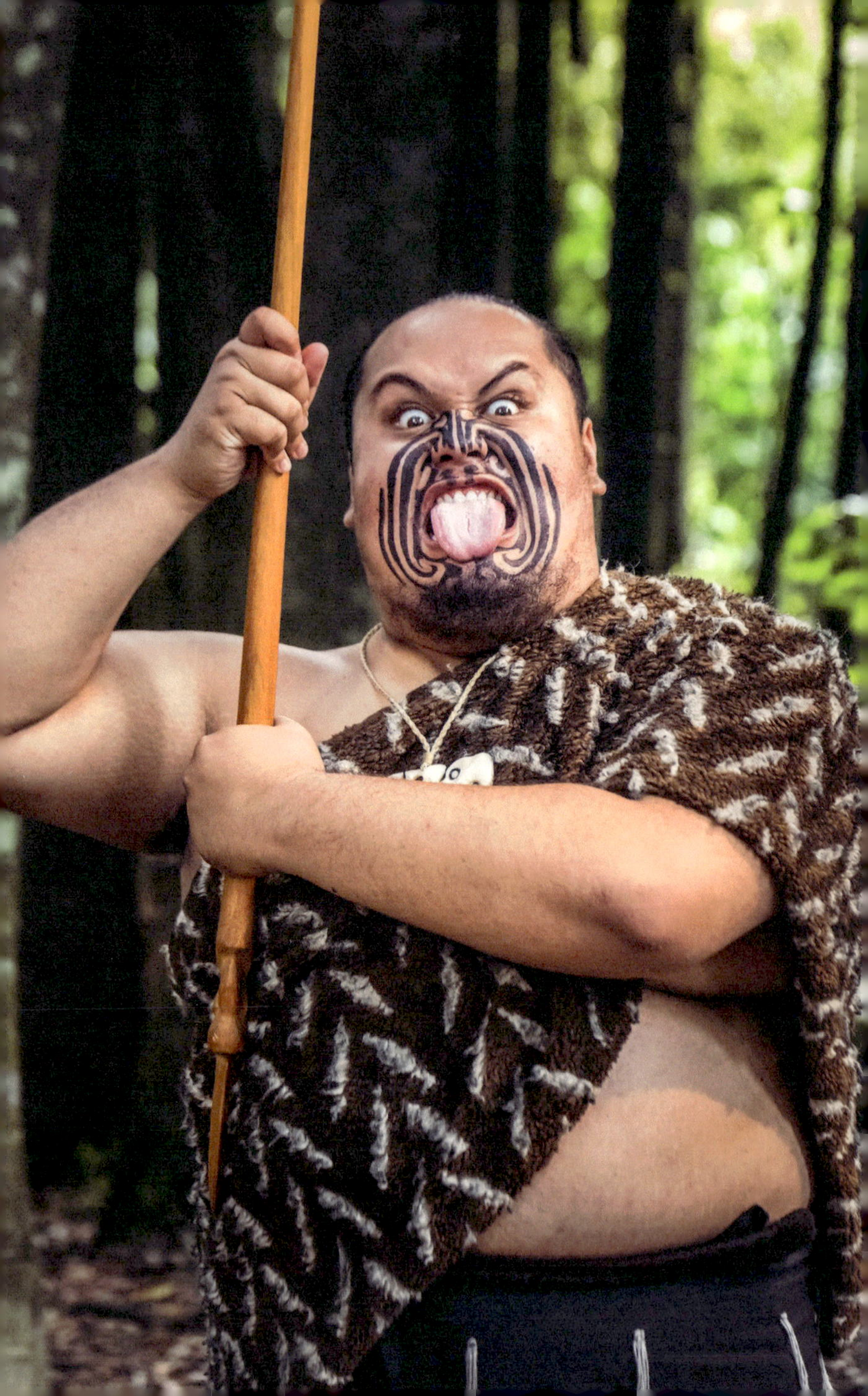

„Gib mich die Kirsche“

„Didi … hau endlich die Pille ins Tor“ – „Herbert, los, Mann, rechts antäuschen und links vorbei, mach schon!“ – „Willy, schlaf doch nicht ein, pass da hinten auf!“ Ich höre meinen Vater noch, wie er mit seinem „abben“ Arm – so nannten wir Kinder seinen rechten Armstummel, der als Mahnmal des Krieges übrig geblieben war – uns liebevoll, aber kräftig am Strand während der unzähligen Fußballspiele zur Seite drückte. Er heizte uns Kinder richtig an. War er doch zeit seines Lebens selbst Fußballfan. Vermutlich sind wir Brüder sogar mit einem Ball zur Welt gekommen?! Wie andere Kinder auch. Mit dem Ball ständig in Kontakt, mit Füßen, Händen, Körper oder Kopf berühren, jonglieren – nach vorne, nach hinten passen, dribbeln, Fallrückzieher. Fußball, Handball, Basketball, Volleyball, Tennis. Egal. Hauptsache, ein Ball war im Spiel! Doch die meiste Zeit verbrachten wir mit Fußball. Meistens auf der Straße in Bochum mit Nachbarskindern und Freunden, später in der Schulmannschaft und in Vereinen. Häufig in den Ferien am Strand in Holland. Von klein an bis zur Pubertät. Unvergessliche

Momente der Freude und Leidenschaft. Auch Tränen flossen … Das gehörte dazu – wir lernten fürs Leben. Doch das war uns damals noch nicht klar.

Wie selbstverständlich spielten wir auch mit Kindern anderer Nationen ohne Verständigungsprobleme. „Wozu reden? Gemeinsam sind wir stark, und sich freuen" war unsere Devise. Ob mit internationalen Kindern in den Ferien oder den Kindern polnischer, italienischer oder griechischer Gastarbeiter oder der Kumpel im Ruhrgebiet. Der Ball verbindet unglaublich die Seelen.

Die tolle Zeit in Kindheit und Jugend mit meinen Brüdern ist unvergesslich. Wir drei waren alle gute Sportler, tobten und lachten viel und übten nonstop. Willy das Hechten als Torwart, Herbert das präzise Flanken und ich als Mittelstürmer den vollendeten Torschuss. Schöne unhaltbare Torschüsse, am liebsten aus der Drehung nach traumhaften Flanken waren unser Ziel.

Der legendäre Satz von Lothar Emmerich von Borussia Dortmund, dem begnadeten Torschützenkönig von 1966, der mit Sigi Held als

„Terrible Twins“ in die Fußballgeschichte einging, so gigantisch waren ihre Doppelpässe, hat mich geprägt. Mit „Gib mich die Kirsche!“ forderte er vehement zum Abspielen auf. „Denn mit einem Doppelpass macht man jeden Gegner nass!“ Niemand wusste es besser als Emma. Leidenschaftlich bis zum Umfallen zu kämpfen. Immer fair zu bleiben und das Ziel nie aus den Augen zu verlieren. Durch Teamplay gewinnen, selbst wenn es aussichtslos erscheint! Das ist seit damals mein Lebensmotto. Und als Arzt gerade jetzt.

Besser „Arm-los“ als leblos

Meinen Vater kannte ich immer nur mit einem Arm. Er verlor seinen rechten im Krieg in Stalingrad. Er war einer der Allerletzten, die aufgrund seiner Verletzung ausgeflogen wurden. Erst bei seinem Tod habe ich so wirklich begriffen, dass er eigentlich gehandicapt war, als er beim Abschied in meinen Armen lag und ich seinen Stummel zärtlich streichelte. Erst hierdurch wurde mir klar, wie eingeschränkt sein Leben gewesen sein musste. Vorher spielte das nie eine Rolle – so genial hat er damit gelebt, es uns vorgelebt. Nie hat er mir das Gefühl gegeben, dass er einen Arm weniger besaß oder sich behindert fühlte. Mit seiner grandiosen Haltung hatte er uns Kindern eingeimpft, dass jeder Mensch mit Handicap ein vollwertiger Mensch ist. Jeder von uns könne auch schnell behindert sein, z. B. im nächsten Moment schon wegen eines Unfalls querschnittsgelähmt, einer Nervenstörungen oder wegen einer Krankheit Atembeschwerden wie allergisches Asthma bekommen. Auch seine Sinne oder bestimmte Funktionen könnten verloren gehen. Da möchte man auch nicht belächelt, gar bemitleidet werden.

Mein Vater ist völlig normal mit seiner Situation umgegangen, zu Hause wie im Beruf. Er hat gelernt, mit links zu schreiben. Und ich … ich fahre selbst noch heute mein Auto – so wie er – mit der linken Hand. Das habe ich ihm auf den langen Reisen – zum Beispiel mehrmals im Jahr zum Meer, nach Zoutelande in Holland – abgeschaut, ist mir sozusagen ins Blut übergegangen.

Als Arzt habe ich daraus viel gelernt! Dass wir immer nach Möglichkeiten suchen müssen, Menschen selbst in tiefstem Leid zu helfen. Es gibt immer etwas, was ein Arzt tun kann, um den Alltag zu erleichtern und auch das Leben psychisch und sozial wieder lebenswerter zu machen.

Mein Vater trug immer wieder einmal so eine „olle" braune Prothese. Die lag dann häufig zu Hause rum. Gruselig für diejenigen, die zu Besuch kamen. Für mich war das normal. Ihn aber störte, dass er mit dem „Klotz" fast nichts anfangen konnte, als nur sehr aufwendig den Daumen zu spreizen. Deshalb ließ er sie meist irgendwo im Haus rumliegen. Später, als ich Radiologe war und die Mikrotherapie erfunden habe, um u. a. mit Mikroinstrumenten im Tomographen Nerven zu behandeln, hat er mich gebeten: „Komm, lass uns etwas bauen, damit ich meine Hand wieder nutzen, vielleicht auch fühlen kann." Daraufhin habe ich seinen linken Arm mit Hand im Computertomographen gescannt, um die Extremität zu spiegeln und um später mikrooperativ eine künstliche Hand elektronisch mit Nerven im Unterarmstummel vernetzen zu können. Wir haben mit Herstellern gesprochen. Zu einer gemeinsamen Entwicklung kam es nie. Wir waren zu früh dran und er verabschiedete sich bald in die ewigen Jagdgründe. Heute ist die Hightech-Medizin so weit. Hersteller wie Otto Bock realisieren solch tolle Produkte. Welch ein Glück für alle.

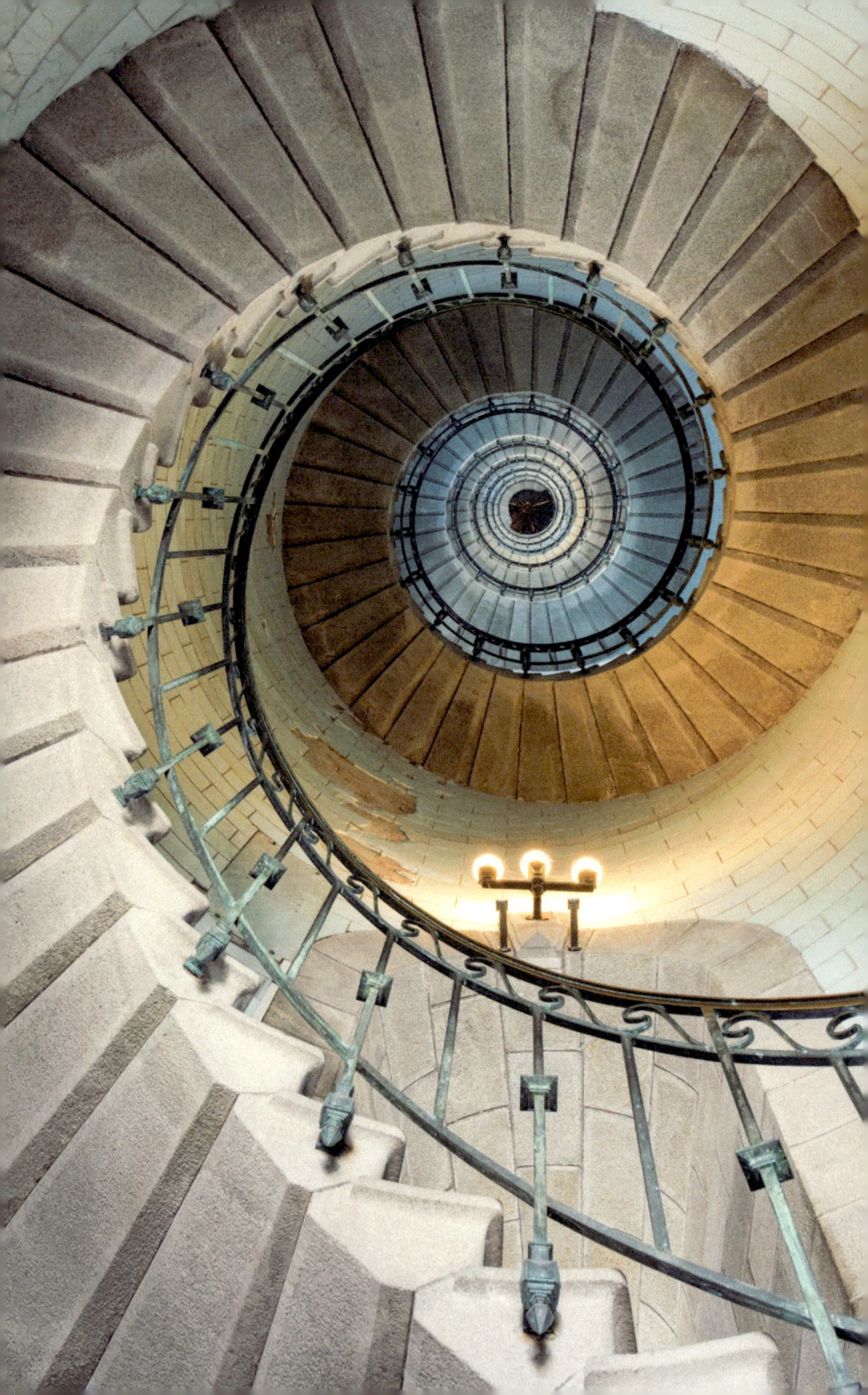

Herzflimmern

Plötzlich war es da. Dieses flatternde Gefühl über und in meinem Herzen. Ein Gefühl, als würde mein Herz surren, ein Herzschlag wie von vielen Herzen gleichzeitig ausgelöst – weiches Gefühl im Kopf.

Ich steckte mitten in einer Rückenbehandlung. Zum Glück war ich so gut wie fertig mit der Therapie, konnte mich noch gut vom Patienten verabschieden und nahm meine Assistentin zur Seite. Ich wäre gleich wieder da, sie möge die anderen Patienten von meinem Oberarzt therapieren lassen, ich müsse mal schnell ein EKG machen lassen. Nur – ich kam drei Monate nicht wieder.

Es war der Beginn einer Herzmuskelentzündung, die sich mit Vorhofflimmern bemerkbar machte und drei Monate strenge Bettruhe nach sich zog.

Was war vorausgegangen? Ich war mit einer beginnenden Grippe zum größten Radiologie-Kongress der Welt in die USA geflogen – zum

150. von Röntgen. Ihm zum Gedenken war auch ich auf das internationale Panel mit ausgewählten anderen Wissenschaftlern berufen worden. Welch eine Ehre! Wie habe ich mich darüber gefreut. Wie dankbar war ich dafür, dass ich damit auch für die Begründung der Mikrotherapie geehrt wurde. Einer Methode, bei der mit winzigen Instrumenten im Computertomographen behandelt wird. Einige Zeit vorher hatte ich dazu die erste medizinische transatlantische Videokonferenz weltweit – zwischen dem National Institute of Health in den USA und dem Röntgen-Museum in Deutschland – mit Hilfe des Pentagons und von Hillary Clinton (damals Gesundheitsministerin) und Wolfgang Clement (damals Ministerpräsidenten NRW) initiiert und organisiert.

Deshalb durfte ich in Chicago nicht fehlen. Also habe ich mit viel Aspirin sowie anderen fiebersenkenden und hustenstillenden Mitteln die langen Flüge und die Reise angetreten. Irgendwie habe ich mich dann dort „über Wasser gehalten", wie in Trance gehandelt.

Ja, es war ein unvergessliches und historisches Ereignis, eine riesige persönliche Freude. Trotzdem ein lebensbedrohlicher Fehler, wie es im Nachhinein meine Herzmuskelentzündung dokumentierte. Mit Fieber gehört man ins Bett und unterlässt große Anstrengungen! Auch psychische. Das musste ich schmerzlich und unter Todesangst erfahren. Nicht immer sind wir, ist unser Herz oder Lunge solch einer Infektion gewachsen. Egal ob sie durch Influenza, Schweinegrippe, SARS, Fledermäuse oder … ausgelöst wird. Das ist mir damals sehr klar geworden. Und spätestens seit ich bei einer späteren fieberhaften Grippe wieder Vorhofflimmern hatte, lasse ich mich regelmäßig gegen Grippe, Pneumonie und andere Erkrankungen impfen, lege mich ins Bett, sage alle Verpflichtungen ab, meide Kontakte, um andere zu schützen, trinke viel, esse leichte Kost, lang gekochte Hühnersuppe, Obst und Gemüse, nehme Vitamin C und D, Zink, mache Wadenwickel und nehme, wenn möglich, nur naturheilkundliche Mittel. Vor allem höre ich auf die Ärzte meines Vertrauens. Ich lebe immer noch. Dankbar, bewusst und ohne Herztransplantation.

Vom Weinen und Glücklichsein

Hilflos sitze ich am Bett meiner Tochter, innerlich aufgewühlt, kraft- und ratlos. Was soll nun, was muss geschehen? Kein Stein will mehr auf den anderen passen. „Ganz klein mit Hut" liegt meine Tochter im Bett, seit Tagen hat sie fast 41 Grad Fieber. Tapfer versucht sie mit ihrer frechen Mütze cool zu bleiben. Erschrecken, Verwunderung, Angst verraten ihre Blicke. Eben haben uns die behandelnden Ärzte mitgeteilt: Verdacht auf Myokarditis – Herzmuskelentzündung. Ein Schock, von dem wir uns beide langsam erholen müssen, weiß ich doch aus eigener leiblicher Erfahrung, was die Diagnose bedeuten kann.

Meine Tochter war gerade von einem ökologischen Schildkröten-Schutz-Projekt aus Brasilien zurückgekehrt. Nach einer eitrigen Mandelentzündung entwickelte sich das Fieber, täglich, unaufhaltsam, eine Woche lang. Keine Antibiotika zeigten Wirkung. Kurzfristige Entfieberung konnte nur durch fiebersenkende Mittel und Wadenwickel erzielt werden; eine nachhaltige und deutliche Fiebersenkung war dann erst im Krankenhaus durch zusätzliches Cortison in hohen Dosen zu erreichen.

Wie habe ich meine Tochter bewundert, wie sie tapfer kämpfend diese Fieberschübe mit beängstigendem Schüttelfrost und Schwitzen bei der Entfieberung durchgehalten hat, manchmal vier-, fünfmal am Tag. Dieses Leiden und die eigene Hilflosigkeit waren zum Weinen. Als Vater konnte ich die nötige ärztliche Distanz nur schwer, im Grunde gar nicht aufbringen. Ärzte des Vertrauens und vor allem auch das wunderbare Krankenschwestern-Krankenpfleger-Team der Berliner Virchow-Klinik haben die Behandlung mit Empathie, Gewissenhaftigkeit und Erfolg übernommen.

Die beginnende Herzmuskelentzündung wurde erfolgreich gestoppt, die Krankheit geheilt und meine Tochter zufrieden entlassen. Welch ein wahnsinniges Glücksgefühl, meine Seele schlug Purzelbäume. Dieses Gefühl lässt sich kaum in richtige Worte fassen. Als Arzt schon, als Vater gar nicht. Ein gigantischer Stein fiel mir vom Herzen. Hatte ich ja meinen geliebten Bruder nach einer schweren Krankheit bereits mit 44 Jahren verloren und miterlebt, wie meine Mutter und mein Vater sozusagen implodierten, unrettbar in sich zusammenfielen. Kein Tost, kein Zuspruch konnte helfen, sie verabschiedeten sich beide nach und nach in die Wortlosigkeit. Es ist wirklich tragisch, wenn Kinder sich vor ihren Eltern auf Erden verabschieden. Welch eine Gnade, wenn dem nicht so ist. Ich bin glückselig!

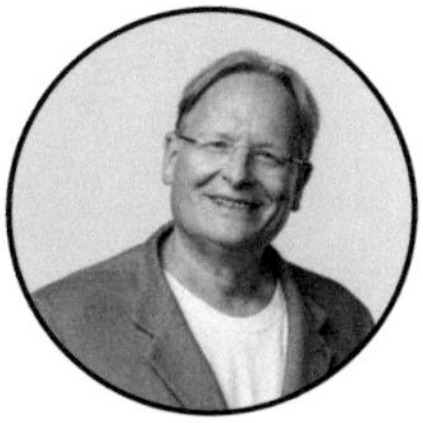

DIETRICH GRÖNEMEYER

Prof. Dr. med. Dietrich Grönemeyer (geboren 1952) ist praktizierender Arzt und Professor emeritus für Radiologie und Mikrotherapie an der Universität Witten/Herdecke, Fernseh-Moderator im ZDF und Autor zahlreicher Bücher. Neben wissenschaftlichen Schriften veröffentlicht er immer wieder populärwissenschaftliche Beiträge zu den Themen Rücken, High Tech, Natur & Weltmedizin, Ernährung und Ethik – so auch für Kinder. Seit Jahrzehnten engagiert Professor Grönemeyer sich für die Prävention und die Integration von Schulmedizin und Naturheilkunde. 1997 gründete der Rückenexperte das Grönemeyer Institut für Mikrotherapie in Bochum, später in Berlin, Hamburg, Stuttgart und Köln. Seit Jahren ist er Vorstand des Wissenschaftsforums Ruhr e. V., einem Zusammenschluss von ca. 40 Forschungseinrichtungen von Universitäten, Max-Planck- Fraunhofer und Fraunhofer- Instituten.
https://dietrich-groenemeyer.com

schreib's auf
story.one

Faszination Buch neu erfunden

Viele Menschen hegen den geheimen Wunsch, einmal ihr eigenes Buch zu veröffentlichen. Bisher konnten sich nur wenige Auserwählte diesen Traum erfüllen. Gerade mal 1 Million Autoren gibt es heute - das sind nur 0,0013% der Weltbevölkerung.

Wie publiziert man ein eigenes story.one Buch? Alles, was benötigt wird, ist ein (kostenloser) Account auf story.one. Ein Buch besteht aus zumindest 12 Geschichten, die auf story.one veröffentlicht und dann mit wenigen Clicks angeordnet werden. Und durch eine individuelle ISBN kann jedes Buch dann weltweit bestellt werden.

Jede lange Reise beginnt mit dem ersten Schritt - und dein Buch mit einer ersten Story.

Wo aus Geschichten Bücher werden.
#storyone #livetotell